ÉTUDE PHYSIOLOGIQUE

ET THÉRAPEUTIQUE

DU

BAIN TEMPÉRÉ

1883

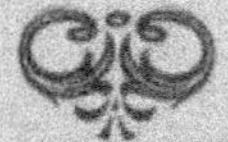

PARIS

SOCIÉTÉ FRANÇAISE D'IMPRESSIONS

200, QUAI JEMMAPES, 200

1911

Le fait est constant. Nous l'avons constaté avec les bains ordinaires d'eau pure, d'eau de son, bains alcalins, bains de Pennès et avec les divers bains thermaux de Saint-Sauveur, de Bagnères-de-Bigorre, de Capvern, d'Ussat, de Rennes, de Vichy, d'Ems, et de Royat. Jamais nous n'avons rencontré une exception.

Cet abaissement de température varie dans des limites assez étendues. Pour donner une idée de son importance, nous dirons qu'il est souvent de 6, de 8, et même de 10 dixièmes de degré pour un bain agréablement frais de 32° à 33°c. par exemple, et de trente minutes de durée.

Toutes choses égales d'ailleurs, ce refroidissement est d'autant plus prononcé que la température du sujet en expérience est plus élevée, — que l'élévation soit le fait de l'oscillation diurne de la chaleur animale, qu'elle soit provoquée par l'exercice, la sudation, ou qu'elle résulte de la fièvre. — Il dépend aussi de l'intensité de la sensation de fraîcheur perçue au bain, en ce sens qu'il est nul ou à peine marqué quand cette sensation est indécise comme dans le bain au degré de température voisin du point dit indifférent ; mais pour une sensation de fraîcheur nettement accusée, le refroidissement n'est pas en raison directe de l'intensité de la sensation ; souvent même l'on observe tout le contraire ; ainsi l'on voit presque constamment dans le bain qui semble très frais l'abaissement de température du corps être moindre que dans celui qui donne seulement une sensation de fraîcheur modérée, fait paradoxal en apparence, mais dont la suite de cette étude donnera la facile explication.

La courbe de la température du corps dans le bain tempéré est loin d'être régulière. C'est surtout dans les premières minutes de l'immersion que le refroidissement est rapide,[†] alors même que la sensation de fraîcheur s'accentue davantage ; bientôt l'on arrive à un degré minimum après quoi la température ne varie plus.

L'équilibre thermique de l'économie, un instant rompu, s'est reconstitué, et il persistera tant que durera le bain.

L'abaissement de la température centrale pendant le bain est un phénomène spécial au bain tempéré. On ne l'observe ni avec le bain chaud ni avec le bain froid.

† par la suite il augmente de plus en plus lentement jusqu'au min[illegible]

Le bain chaud a pour effet immédiat d'élever la température du corps ; dans le bain froid, au contraire, d'après les lois de P. Delmas, dont l'ensemble constitue ce que nous appellerons le *paradoxe hydrothérapique*, la température du corps reste stationnaire ; elle ne s'abaisse pas.

L'élévation de la température dans le bain chaud est un fait bien connu et dont on se rend aisément compte, mais la résistance au refroidissement dans le bain froid, qui renverse la doctrine classique de Fleury, heurte encore les idées généralement admises sur l'action de l'eau froide. Les conditions du phénomène devant nous fournir l'explication des variations de la température du corps dans le bain tempéré, il ne sera pas inutile et sans opportunité de nous y arrêter un instant.

Les expériences et les tracés graphiques de Paul Delmas (1) montrent jusqu'à l'évidence : 1° que pendant l'application de l'eau froide, la température des parties centrales du corps ne s'abaisse pas ; 2° qu'elle ne baisse pas davantage à la suite, lorsque le sujet gardant l'immobilité reste dans cet état de malaise que l'on caractérise en disant que laréaction ne se fait pas ; 3° qu'elle baisse toujours au contraire et considérablement (de 0°,6 à 1°), aussitôt que le sujet fait de l'exercice et développe la réaction ; 4° enfin que cet abaissement, au lieu de disparaître du fait de l'exercice, persiste tant que se maintient la réaction, pendant deux ou trois heures après l'application froide.

Ils établissent en outre que sous l'influence d'une application d'eau froide, à l'inverse de ce qui existe à l'état physiologique normal, les summum et les minimum de la vitesse du cœur correspondent aux summum et aux minimum de la tension artérielle ; — les summum coïncidant naturellement avec le temps de l'application et les minimum avec le temps qui suit, de là réaction.

Tels sont les faits (1). Ils concordent avec ce que nous

---

(1) Recherches nouvelles sur l'action de la chaleur et du froid sur l'organisme, avec 115 tracés graphiques, in étude statistique et clinique du service hydrothérapique de l'hôpital Saint André de Bordeaux, par E. Delmas Saint-Hilaire , Paris, Doin, 1879.

(1) Les résultats annoncés par P. Delmas ont été obtenus en variant de 10° à 30° la température de l'eau employée, et de une à quinze minutes, la durée de l'application. Les expériences ont porté et sur les douches et sur les bains (piscines), loc. cit., p. 55

savons de la marche de la température centrale par rapport à celle de l'enveloppe cutanée, et à l'état de la circulation périphérique. Sous l'influence du froid la contraction du réseau capillaire superficiel refoule brusquement la masse sanguine de la périphérie au centre et cet état persiste pendant toute la durée de l'application et à la suite, si la réaction ne se fait pas. — La température ne baisse pas alors, elle ne pourrait que s'élever, ce qui arrive quelquefois.

Et comment s'abaisserait-elle ? D'un côté la principale source de refroidissement est considérablement amoindrie puisqu'après les expériences de Winternitz (2) la contraction des vaisseaux cutanés peut diminuer de 90 % l'émission de la chaleur; d'autre part, les tissus sont trop mauvais conducteurs pour transmettre au dedans l'influence réfrigérante qui s'exerce au dehors. Ne sait- on pas que, sur le vivant comme sur le cadavre, les cautérisations actuelles les plus prolongées ne produisent aucune variation sur le thermomètre placé à deux pouces de profondeur (3) ?

Mais aussitôt que s'opère le mouvement d'expansion qui constitue la réaction, alors que le sang se porte en masse et vient se rafraîchir à la périphérie, il faut bien que la température baisse; et le fait a lieu comme aux deuxième et troisième stades de la fièvre intermittente et pendant la période de réaction du choléra….

Ces données, rapprochées des phénomènes observés du côté de la circulation, permettent de se rendre compte du refroidissement initial du corps pendant le bain tempéré et du maintien du *statu quo* après cet abaissement. Le bain tempéré, étant nécessairement à une température inférieure à la température moyenne de la surface du corps et ne modifiant pas directement la circulation cutanée, a pour effet obligé d'activer le départ du calorique : il rafraîchit le sang à la périphérie et abaisse d'autant la chaleur centrale. Le refroidissement continuerait de la sorte indéfiniment s'il n'était bientôt entravé, puis limité par le fait bien connu du

<hr>

(1) Sur le pouvoir régulateur de la peau, communication au Congrès des naturalistes et des médecins allemands de 1872.

(2) Revue des Sciences médicales, t. IV, 1874, p. 427. Analyse par M. Chouppe d'un mémoire d'Albert Adamkiewicz.

ralentissement du cœur dont la sédation empêche l'arrivée d'une trop grande masse de sang à la périphérie. Un nouvel équilibre thermique s'établit ainsi, lequel persiste tant que dure à proprement parler le bain tempéré. — Vers la fin, au moment de la transition au bain froid, alors que, sous l'impression désagréable et bientôt douloureuse de l'action frigorifique, la vitesse du cœur reprend et s'exagère considérablement, la température centrale se maintient cependant, comme pendant la douche froide, par le fait du relèvement parallèle de la tension artérielle et de la réduction consécutive de la circulation périphérique.

II

Le bain tempéré n'a pas de température propre.

On voit à cet exposé que le bain chaud, le bain tempéré et le bain froid sont nettement caractérisés et différenciés l'un de l'autre par l'action respective qu'ils exercent sur la chaleur animale. Leur définition ne comporte pas d'indication de température, et ceux qui ont entrepris d'assigner au bain tempéré des limites thermiques précises, si larges que fussent ces limites, devaient nécessairement se tromper.

La pratique thermale montre à tout instant les erreurs commises dans cette détermination. Nous voyons, par exemple, les auteurs s'entendre à considérer comme tempéré le bain à 33° c., — et certainement à 33° c. comme à 32° et même 35°, il agit comme tel sur le plus grand nombre, à Paris du moins, comme aussi, d'après notre observation, à Saint-Sauveur, à Ussat et à Bagnères-de-Bigorre. Cependant il se tromperait gravement celui qui, se fiant à cette donnée, enverrait à Lamalou l'Ancien pour y suivre une cure de bains tempérés ! La piscine de Lamalou est seulement à 33° c., et l'on sait qu'elle est réputée comme bain chaud. Elle élève la température du corps, ainsi qu'à notre demande a bien voulu le vérifier notre honorable ami le docteur Bélugou. D'autre part, pendant une dizaine de jours que nous avons consacrés à l'étude de cette importante station, en mai 1879, nous avons constaté que les personnes qui se baignaient avec nous dans la piscine trouvaient toutes l'eau chaude ; quelques-unes la trouvaient très chaude, trop chaude ; certainement elle était désagréablement chaude pour nous qui pourtant prenons d'ordinaire le bain tempéré à 34° c. et trouvons trop frais et à peine supportable celui à 33° c.

C'est que en dehors des dispositions individuelles, la température de l'eau n'est qu'un des facteurs de l'impression thermique pendant le bain. Les conditions climatériques de l'endroit, la température et le degré d'humidité de l'air de la pièce, la constitution chimique du liquide influencent certainement le mode de réaction du sujet. Si l'eau de Lamalou à 33° agit comme bain chaud sur des malades avec lesquels les bains à 33°, 34° et 35° c. agissent d'habitude comme bain tempéré, cela tient sans doute à la minéralisation, à la richesse en acide carbonique, à la haute température (24° c. en mai à 6 heures du matin), et à l'état hygrométrique élevé de l'atmosphère de la piscine qui font de la pièce une sorte d'étuve, etc., etc.

Si, à ne considérer que les faits généraux, les moyennes thermométriques s'appliquent mal au bain tempéré, on peut dire qu'elles sont inexactes, inutiles et dangereuses lorsqu'on tient compte des dispositions individuelles. Sans parler des fébricitants pour lesquels un bain à 36° c. est presque toujours décidément froid, l'on sait que parfois des sujets sains frissonnent d'emblée dans le bain à 30°, 31° et même 32° que tant d'autres trouvent chaud et même trop chaud. Nous observons chaque année à Saint-Sauveur des dames qui ne peuvent supporter notre bain thermal, même alors qu'on l'a coulé la veille au soir et laissé refroidir toute la nuit ; leur visage se couvre de sueur dans un bain aussi ramené à 24 ou 25° c. et pour leur appliquer un bain tempéré nous sommes parfois obligé de les baigner dans l'eau de la Hontalade, à 21° c.

Que penser dès lors de la pratique de certains confrères qui, pour réaliser plus sûrement une cure de bains tempérés, prennent la précaution de préciser sur leurs ordonnances la température que devra présenter le bain ?

Si l'on détermine pour chaque sujet les diverses températures correspondant au bain tempéré, on trouve que la *zone* ainsi établie varie considérablement selon les individus, selon la nature du bain, selon le milieu, selon le climat et

selon une foule de circonstances en apparences insigni-
fiantes.

Nous avons maintes fois constaté qu'à conditions égales
cette zone tempérée n'est pas la même avec le bain de son
et avec le bain simple, avec le bain alcalin et le bain sul-
furé ; qu'elle est différente à Paris, à Nice et aux Pyrénées ,
bien plus, qu'elle change avec le temps humide et le temps
sec, avec le vent du Nord et le vent du Sud.

D'un façon générale on peut dire que son amplitude est
d'autant plus étendue que le sujet est en plus parfait équilibre de santé, que les conditions climatériques et la nature
du bain conviennent mieux à l'économie. L'organisme sain
a un pouvoir considérable d'accommodation aux influences
extérieures : *omnia sana sanis* ; l'écart des températures
extrêmes avec lesquelles il trouve encore le bain tempéré,
frais et agréable peut aller jusqu'à douze degrés centigrades
et plus. Le malade est moins tolérant ; il est bien rare cependant que l'amplitude de la zone tempérée descende à
moins de 4 ou 5 degrés. Si quelquefois cette zone se réduit
à moins de un degré, ou même tombe à zéro, cas où le bain
tempéré est impossible, le malade ayant ou trop chaud ou
trop froid et alors frissonnant dans l'eau quelque température qu'on donne au bain, *c'est que le bain ne convient pas*,
soit en tant que bain, comme il arrive par exemple chez
les paludéens, soit parce que la médication commune repré-
sentée par le bain, sulfurée, alcaline ou autre, est elle-mê-
me inopportune ou contre-indiquée. Dans le premier cas,
en clinique thermale, on peut quelquefois encore réaliser la
cure au moyen des douches, mais dans le second, si par un
traitement approprié l'on ne parvient pas à lever la contre-
indication, il faut renvoyer le malade.

L'élévation en moyenne thermométrique de la zone tempérée varie de même selon les circonstances et selon les individus, mais nous ne saurions préciser de lois à cet égard.
Nous avons toutefois fait deux remarques, la première, que
ce ne sont pas les sujets les plus vigoureux ni les mieux
portants qui prennent les bains le plus frais ; la seconde,
que la zone s'abaisse constamment et très vite par l'exercice de bain tempéré.

III

Durée du bain tempéré.

La durée, ou le temps pendant lequel le bain reste tempéré, c'est-à-dire agréablement frais, varie de même considérablement.

Quelquefois il semble pouvoir durer indéfiniment, le sentiment de fraîcheur persiste alors en se modifiant à peine ou en s'atténuant après quelques minutes, et sans arriver au frisson le sujet passe aisément les 60 ou 80 minutes qui, en matière d'hygiène ou de thérapeutique ordinaire, constituent la durée extrême du bain. D'autres fois, au contraire, le bain tempéré se termine plus ou moins vite en aboutissant au froid ; dans ce cas l'impression de fraîcheur s'accentue, devient désagréable, pénible, bientôt le sujet a la chair de poule, et, s'il persiste, il éprouve un frisson. Le bain tempéré peut ainsi ne durer que quelques minutes, quelques instants.

Bien des circonstances et notamment celles qui modifient l'amplitude et l'élévation de la zone thermique du bain tempéré influent sur la durée de celui-ci. Ainsi la température de l'eau, son abaissement plus ou moins rapide, la nature du bain.... Mais qu'on ne s'y trompe pas, cette durée dépend surtout des conditions individuelles du sujet. Il en est qui supportent volontiers l'impression de fraîcheur ; avec ceux-ci le bain peut durer pour ainsi dire indéfiniment, car l'économie ayant les moyens de résister au refroidissement se met en équilibre thermique avec le milieu, mais il en est de si sensibles aux impressions frigorifiques que parfois la moindre impression de fraîcheur les fait frissonner. Avec ceux-là le bain tempéré est nécessairement court ; on rencontre des sujets qui y frissonnent au bout de deux, au bout de une minute, et cela quelles que soient les précautions prises, quelle soit la température de l'eau. Chose remarquable, cette intolérance n'est pas corrigée par les douches froides, du moins la rencontre-t-on chez les sujets qui font ordinairement de l'hydrothérapie aussi bien que chez ceux qui usent et abusent du bain chaud ; mais elle s'atténue très vite par la répétition du bain tempéré et ne constitue pas une contre-indication de ce mode balnéaire.

IV

Des phénomènes qui marquent la transition du bain tem-
péré au bain froid et au bain chaud.

Dans les circonstances ordinaires, c'est-à-dire dans le
bain se refroidissant graduellement au contact de l'air et
avec les sujets résistants, la transition du bain tempéré au
bain froid se fait d'habitude lentement. Le sujet la sent venir et peut aisément s'y prendre à temps pour sortir du bain
et l'éviter. Avec les individus débiles et non habitués à la
cure, la transition est rapide, quelquefois elle est brusque
et pour ainsi dire instantanée. A peine le malade s'aperçoit-
il que le bain devient plus frais que déjà il est envahi par le
frisson. Le fait n'est pas indifférent, car venant à la suite
et comme par accident du bain tempéré, le bain froid arrive
dans de très mauvaises conditions. D'ordinaire la réaction
s'en fait mal. Les vigoureux en seront quittes pour quelques heures, pour une journée de malaise, les malingres
seront fort exposés à quelque indisposition, fluxion den-
taire, fièvre rhumatismale, névralgie, etc., mais les malades
n'échapperont pas à une exacerbation de leur mal.

Le passage du bain tempéré au bain froid caractérisé
par le changement de la sensation thermique au bain, ne
procède pas nécessairement d'un refroidissement quelcon-
que du corps, ni d'un abaissement de la température du
bain, puisqu'on l'observe et dans le bain à chaleur inva-
riable (eau courante) et dans des circonstances où le corps
a eu à peine le temps de subir l'influence réfrigérante du
milieu. Il est important de noter ici qu'il s'opère même à
l'occasion du réchauffement du bain. Ce fait d'apparence
paradoxale n'est pas constant. Lorsque le réchauffement
se fait rapidement, par exemple par l'addition en grande
quantité d'eau très chaude, la sensation de fraîcheur diminue vite et fait place à la sensation de chaleur. Le sujet
passe facilement alors du bain frais au bain moins frais et
même au bain chaud. Mais il n'en est pas toujours de même, surtout avec les malades débiles, non encore habitués
à la cure ; ici les tentatives de réchauffement avec de l'eau
de très peu plus chaude que celle du bain ont le plus sou-

vent pour effet de convertir le bain frais en bain froid et d'amener le frisson. Cela s'observe couramment à Saint-Sauveur où, comme l'on sait, le bain est donné à la température naturelle de l'eau, de 34° c. à 32° selon la distance de la source, et où par suite de la disposition des baignoires le bain se refroidit communément de un degré en moins de trois quarts d'heure. Le réchauffement du bain ne peut donc s'opérer que très lentement par l'addition d'eau minérale ayant 34° au plus, laquelle est introduite par le bas de la baignoire. Or quand le malade tente de réchauffer son bain, il arrive souvent que l'impression locale exercée par le courant d'eau qui vient frapper les membres, modifiant brusquement, par opposition et par comparaison, l'impression générale ressentie par le reste du corps, fait paraître froid le bain qui jusque-là n'était que frais, et que l'étendue de cette impression frigorifique amène le frisson... Dans ces cas encore, quoi que l'on fasse, le bain ne redevient pas tempéré ; vainement l'on ramène l'eau à la température initiale, le bain reste froid, et le malade continue à grelotter.

Nous ne reviendrons pas sur les phénomènes qui, du côté de la circulation, signalent le passage du bain tempéré au bain froid, l'augmentation de la vitesse du cœur et l'élévation parallèle de la tension artérielle. Constatons seulement qu'après le bain tempéré, ces phénomènes sont infiniment moins marqués qu'avec l'applicatoin d'emblée de l'eau froide. Il est certain que l'eau tiède émousse la sensibilité réflexe aux impression frigorifiques et amoindrit considérablement l'action excitante primitive de l'eau froide sur le cœur. Ce fait important trouve son application dans le traitement hydriatique des affections du cœur et surtout des fièvres graves avec lésions du myocarde. Dans ces cas, que l'on emploie la douche ou le bain, en débutant par de l'eau tempérée de 30° c. à 34°, dont on abaisse ensuite graduellement la température jusqu'à production du frisson, on atténue sensiblement le premier effet de l'eau froide, particulièrement inopportune et redoutable ici, et l'on évite un des dangers réels de la méthode.

Le frisson, qui est décidément l'accident, le danger du bain tempéré, s'observe encore à la sortie du bain ; il est même très fréquent alors.. Lorsque la sensation de fraîcheur a eu quelque intensité, il n'y a guère que les sujets vigoureux qui l'évitent, et pas toujours. Mais, dans les circonstances les plus défavorables, ce frisson après le bain n'a pas la gravité relative de celui qui survient pendant le bain. D'ordinaire la réaction s'opère vite et bien, et il n'est pas nécessaire qu'au sortir du cabinet on se livre à l'exercice pour la maintenir....

Cependant ce fait qu'il y a parfois lieu à une réaction après le bain tempéré ne doit pas être oublié par le mececin, lequel doit prendre des précautions pour assurer cette réaction chez les sujets débiles surtout au commencement de la cure et par les temps froids et humides. Il ne saurait sans imprudence négliger de vérifier chez tous si cette réaction s'si opérée, car nous le verrons par la suite, il y a des malades qui ne réagissent pas après le bain tempéré.

Le bain tempéré n'aboutit pas toujours et nécessairement au bain froid. Malgré le refroidissement réel qui résulte de l'exposition à l'air, le sujet y éprouve parfois la sensation que la température de l'eau s'élève, absolument comme si l'on réchauffait le bain. La sensation de fraîcheur s'atténue alors, disparaît et est remplacée par une sensation de chaleur qui peut devenir intense. En même temps se développent les effets habituels du bain chaud, la circulation s'accélère, le visage s'anime et parfois se couvre de sueur. Nous avons dit que la zone thermique du bain tempéré s'abaisse ordinairement très vite par la répétition du bain ; ici l'abaissement se fait pendant la durée même de l'immersion.

Ce fait du passage spontané du bain tempéré au bain chaud, qu'il ne faut pas confondre avec une fausse sensation de réchauffement du bain, véritable illusion du sens thermique que nous étudierons plus loin, est souvent observé à Saint-Sauveur ; c'est dans tous les cas un phénomène d'excellent augure au point de vue de la réussite du traitement.

La transition inverse du bain chaud au bain tempéré s'effectue aisément. A mesure que la température de l'eau s'abaisse, le sujet sent diminuer l'impression de chaleur qu'il éprouvait tout d'abord, puis arrivant au point ou plutôt à la zone indifférente, il n'a plus aucune sensation thermique ; enfin s'annonce l'impression de fraîcheur à peine appréciable, mais qui bientôt s'accentue. Parallèlement à ces diverses sensations on constate que la température du corps, qui s'était élevée au commencement du bain chaud s'abaisse de même assez vite dès que se révèle l'impression de fraîcheur. Le rafraîchissement du bain chaud n'est signalé par aucun incident. Il est remarquable que les sujets affaiblis qui ne peuvent supporter le bain tempéré d'emblée ou qui ne réagissent pas à la suite, le tolèrent aisément et font bien la réaction quand ce bain succède au bain chaud. Rarement ici, à moins de trop brusque refroidissement, l'on voit survenir inopinément le frisson. D'ordinaire le malade le sent venir de loin et peut s'y prendre à temps pour sortir de l'eau et l'éviter. Le rafraîchissement du bain chaud serait cependant, d'après notre observation, une mauvaise méthode d'habituer le malade à la cure balnéaire tempérée ; mais l'on peut dire que ce mode de balnéation n'ayant ni les inconvénients du bain chaud, ni ceux du bain tempéré réchauffé, ni ceux du bain tempéré refroidi, est recommandable comme bain hygiénique accidentel pour les sujets faibles, réagissant mal et pendant la mauvaise saison.

Ce n'est pas seulement par le fait du refroidissement de l'eau que de chaud le bain devient tempéré. Nous venons de voir que l'on sent parfois s'échauffer son bain bien qu'en réalité la température de l'eau soit restée stationnaire ou ait baissé. Il arrive de même qu'en dehors de toute variation de température, l'on sent que de chaud le bain devient frais. On peut donc dans le même bain, à la même température, éprouver successivement les diverses impressions qui caractérisent le bain chaud, le bain tempéré et le bain froid. Et remarquons-le bien, d'après la loi que nous avons posée, dans ce même bain, à la même température, la chaleur du corps augmente quand le bain paraît chaud et diminue quend le bain paraît frais. A l'appui de cette assertion nous transcrivons ici le résumé de 13 observations que nous avons faites tout récemment sur nous-même aux eaux de Royat, en octobre dernier.(1)

Le bain était pris le matin au sortir de la chambre, à

(1) Royat est un endroit peu favorable pour ce genre de recherches, parce que l'appréciable proportion d'acide carbonique dissous dans l'eau produit une impression tactile qui pourrait masquer l'impression thermique.

huit heures, avec de l'eau courante, grande alimentation, à 32°,8 ; — les conditions de température 15° et d'humidité du cabinet étaient toujours identiques, car le bain était pris au même numéro, qu'on échauffait en laissant l'eau minérale couler librement depuis six heures du matin. Le temps était généralement humide, couvert, avec vent du Sud-Ouest. A part une impression tout à fait passagère de vive fraîcheur observée dans tous les cas au moment de l'immersion, le bain a été trouvé indifférent d'abord et tempéré ensuite cinq fois ; chaud d'abord, puis tempérée trois fois, enfin tempéré trois fois. — Les effets sur la température du corps ont été les suivants :

9 octobre. Bain indifférent (1) :

  Temp. du corps avant le bain.   36,4
  T. après 20'   36,4
  T. après 40'   36,3

Le 10. Bain indifférent (plutôt chaud que frais) :

  Temp. du corps avant le bain.   36,5
  T. après 20'   36,6
  T. après 40'   36,6

Le 11. Bain indifférent d'abord (plutôt chaud), puis tempéré :

  Température avant le bain . . .   36,3
  T. après 20'   36,4
  T. après 45' . . . .   36°

Le 12. Bain d'abord indifférent (plutôt chaud), puis tempéré :

  Température avant le bain . . .   36,5
  T. après 20'   36,6
  T. après 45' . . . .   36°

Le 13. Bain indifférent, puis tempéré :

  Température avant le bain . . .   36,2
  T. après 20'   36,3
  T. après 45' . . . .   36°

Le 16. Bain indifférent, puis tempéré :

  Température avant le bain . . .   36,2
  T. après 20'   36,2
  T. après 45'   35,9

Le 17. Bain indifférent, puis tempéré :

  Température avant le bain . . .   36°
  T. après 20' . . . .   36°
  T. après 40'   35,7

Le 7. Bain chaud d'abord, puis tempéré :

  Température avant le bain . . .   36,5
  T. après 20'   36,9
  T. après 45'   36,1

---

(1) Température prise sous la langue.

Le 14. Bain d'abord chaud, puis tempéré :

    Température avant le bain ...   36,1

    T. après 20'   36,3

    T. après 45'   35,8

Le 18. Bain d'abord un peu chaud, puis tempéré :

    Température avant le bain ...   36,2

    T. après 20'   36,4

    T. après 50'   35,8

Le 8. Bain tempéré :

    Température avant le bain ...   86,7   Diminution de

    T. après 15'   36,4   8 dixièmes

    T. après 30'   36,2   de degré.

    T. après 45'   35,9

Le 15. Bain tempéré (presque indifférent au début) :

    Température avant le bain ...   36,4   Diminution de

    T. après 20'   36,3   6 dixièmes

    T. après 50'   35,8   de degré.

Le 19. Bain tempéré (presque indifférent) :

    Température avant le bain ...   36,1   Diminution de

    T. après 25'   35,9   3 dixièmes

    T. après 45.'   35,8   de degré.

Le passage rapide de l'impression de chaleur à celle de fraîcheur qui se fait souvent dans le bain de Pennès, et que n'explique pas un abaissement spontané de quelques dixièmes de degré de la température de l'eau, est un phénomène de même ordre. On peut d'ailleurs l'observer avec tous les bains possibles.

V

De la paresthésie thermique, de l'hypersédation et du
collapsus.

Nous avons vu que dans le bain tempéré se refroidissant librement à l'air, certains sujets ayant d'abord trouvé l'eau fraîche, la sentent bientôt s'échauffer en même temps qu'ils éprouvent les divers phénomènes caractéristiques du bain chaud. En regard de ces faits, il en est d'autres où le sujet ayant de même l'impression que la température de l'eau s'élève au point que le bain devient chaud, continue cependant en réalité à s'y refroidir, et bien plus qu'il n'arrive ordinairement dans le bain tempéré.

Ici le malade est le jouet d'une illusion de nos sens thermiques, et le fait n'est pas sans inconvénient. Dans ces cas en effet, l'impression frigorifique *non perçue* n'entraînant pas le ralentissement du cœur, ni la modération de la circulation périphérique qui d'ordinaire limite l'action réfrigérante du bain, le refroidissement opéré peut devenir trop considérable.

Telle est l'origine du collapsus que l'on observe parfois à la suite du bain tempéré. — Il importe d'être prévenu de la possibilité de cet accident, car dans les conditions où l'on se trouve appelé à le constater, le diagnostic en est bien difficile. Quant à nous, nous avons d'abord été singulièrement embarrassé en présence d'un sujet grelottant sous les couvertures, le corps froid, le visage altéré, les traits tirés, la voix cassée, accusant un état de faiblesse et de malaise indéfinissables ; et avec cela comme antécédent immédiat, ni boisson ni douche dont l'application inopportune eût pu provoquer des accidents, mais seulement une heure ou deux avant un bain, un bain dans lequel le malade n'avait pas eu froid.

Si le collapsus par excès de réfrigération est un fait exceptionnel à Saint-Sauveur en raison de la température élevée de l'eau minérale et du peu de durée du bain réglementaire, il n'est pas absolument rare en d'autres stations à Ax, par exemple, où il est de tradition de lutter contre l'action très excitante de certaines sources en les employant en bains très frais (1). Mais c'est surtout avec le bain froid que l'accident est fréquent.

En effet, lorsqu'un sujet présentant de l'anesthésie ou de la paresthésie thermique est soumis à l'application de l'eau froide, bain ou douche, il peut ne pas éprouver la violente contraction des vaisseaux cutanés ni l'élévation subite de la tension artérielle qui, refoulant brusquement la masse sanguine dans les parties centrales du corps et l'y maintenant, apportent ordinairement, c'est-à-dire dans les conditions physiologiques, un obstacle absolu au refroidissement de l'économie. Le sang va donc se rafraîchir à la périphérie, abaissant d'autant la température centrale, contrairement aux lois posées par P. Delmas, et, si l'appli

---

(1) Renseignement communiqué par le Dr Auphan, médecin inspecteur des eaux d'Ax.

cation dure, la déperdition du calorique devient telle que le collapsus s'ensuit.

Le fait est bien connu dans les écoles de natation, où les maîtres nageurs surveillent avec la plus grande attention certains sujets dont la face colorée et épanouie tranche avec la pâleur relative et l'aspect plus ou moins grippé des autres baigneurs. L'expérience leur a appris que ces sujets sont très exposés à perdre tout à coup connaissance et à disparaître sous l'eau sans pousser un cri ni appeler au secours (1). Il est probable que la coloration inusitée du visage pendant le bain froid et l'activité de la circulation périphérique qu'elle trahit sont liées aux perversions de la sensibilité thermique dont nous constatons les effets pendant et après le bain tempéré.

D'après notre observation à Saint-Sauveur la paresthésie thermique serait encore un fait assez commun et d'ailleurs de bon augure au point de vue de la réussite de la cure thermale. On la reconnaît aisément au caractère insolite, anormal des impressions perçues au bain. Nous avons dit que, tout en se refroidissant, le malade à la sensation que le bain s'échauffe ; or, au lieu de la chaleur douce, agréable accusée lors de l'échauffement spontané du corps dans le bain tempéré (voir page 17), c'est une chaleur extrême, mordante, pénible qui est ressentie ; l'eau paraît brûlante ; quelquefois le malade croit comprendre qu'une impression douleur masque pour lui le résultat de l'impression thermique.

VI

Les faits que nous venons de rapporter permettent d'apprécier l'importance relative des actions vaso-motrices et des actions thermiques proprement dites pour les modifications de la température du corps pendant le bain.

Ces modifications procèdent nécessairement soit de cession ou de soustraction de calorique à l'économie de la part du milieu ambiant, soit de variations dans l'énergie des forces productives de la chaleur, c'est-à-dire de l'activation ou du ralentissement des combustions.

---

(1) Renseignement communiqué par M. Brouardel.

Ce que l'on sait de l'influence considérable exercée sur l'émission et sur l'absorption de la chaleur par la contraction et la dilatation des vaisseaux cutanés permet de se rendre compte du maintien ou même de l'augmentation de la chaleur centrale dans le bain froid, de son abaissement par le bain tempéré et de son élévation par les bains chauds *de température plus élevée que la surface du corps*. Mais dans les cas où à 30° et au-dessous, le bain agit comme bain chaud, l'échauffement du corps ne peut s'expliquer que par la mise en jeu des forces thermiques. — Dans bien des cas, sans doute les actions chimiques et les actions vaso-motrices agissent dans le même sens, ainsi par exemple dans le bain chaud à température élevée où l'échauffement du corps peut résulter à la fois, et de l'excitation des fonctions calorifiques, et de la diminution des pertes de chaleur par la peau, et de la cession de calorique de la part de l'eau plus chaude que la surface du corps ; mais il n'en est pas toujours ainsi, et ces divers facteurs peuvent agir dans des sens opposés : ainsi, par exemple, dans le bain chaud à basse température (au-dessous de 30°) où l'on voit l'accroissement de la circulation périphérique activer considérablement le départ de calorique et diminuer d'autant l'hyperthermie dérivant nécessairement ici de l'accélération des combustions.

VII

De la valeur comparée du bain tempéré et du bain froid envisagés comme antithermiques.

Le bain tempéré envisagé dans l'action tempérante de la chaleur animale qui le caractérise essentiellement supporte la comparaison avec les douches froides. C'est un fait très commun que de voir la température du corps baisser de 5 à 6 dixièmes de degré en moins d'un quart d'heure dans un bain agréablement frais ; bien souvent en ce court espace de temps, le bain de Saint-Sauveur pris de 34° à 32° produit ainsi un abaissement de un degré. Or les douches froides ne donnent pas davantage. Les recherches si précises du Dr Delmas ont montré que l'abaissement de température qui succède à la douche varie de six à dix dixièmes de degré.

D'autre part la sédation de la chaleur animale est réalisée moins sûrement par la douche froide que par le bain tempéré. Tandis, en effet, qu'avec celui-ci le refroidissement du corps, phénomène essentiel, ne manque jamais, avec la douche froide le refroidissement, fait secondaire, contingent et lié au développement de la réaction, manque lorsque celle-ci ne s'établit pas.

Sous le même rapport de l'action tempérante, la comparaison avec le bain froid est tout à l'avantage du bain tempéré. Les expériences du Dr Aubert, de Lyon, ont montré, en effet, que dans les conditions physiologiques, le bain froid, même prolongé pendant quinze minutes, n'abaisse en aucune façon la température centrale du corps, et que, si parfois un abaissement se produit dans l'heure qui suit le bain, ici encore comme après la douche cet abaissement est le fait de la réaction(1).

A titre de tempérant, de sédatif de la chaleur animale, le bain tempéré a donc sa place marquée dans la thérapeutique des fièvres à côté des affusions froides et des bains froids, auxquels nombre de praticiens tendent maintenant à le préférer.

Certes, en outre de la propriété sédative commune, ces agents exercent sur l'économie des actions tellement différentes qu'on ne saurait songer à prescrire l'un ou l'autre indistinctement. Chacun reconnaît des indications et contre-indications propres que nous n'avons pas à rappeler ici mais sans nous éloigner de notre sujet, nous pouvons étudier les conditions de leur action tempérante dans les fièvres et comparer ainsi leur valeur anti-thermique.

---

(1) Le fait a été constaté par le Dr Aubert dans une série d'expériences faites sur lui-même aux bains de mer. Aubert qui prenait la température rectale avant le bain et sept à huit minutes après, a trouvé que pour les bains de cinq à quinze minutes de durée, il n'y avait aucun abaissement de la température. Il est vrai que dans les mêmes conditions (natation) il se produisait un abaissement réel dans les bains de plus longue durée, en moyenne de 3 dixièmes de degré pour les bains de seize à trente minutes et de 6 dixièmes pour ceux de trente et une à soixante minutes. Dans tous les cas enfin, la température baissait considérablement après le bain. Ces résultats ne sont pas contradictoires avec les lois posées par le Dr Delmas, lequel d'ailleurs ne dépassait pas quinze minutes dans ses expériences. On peut même dire qu'ils les confirment. On voit en effet que l'abaissement de température qui se manifeste dans le bain prolongé après les quinze premières minutes est le produit de la réaction sous l'eau, laquelle ne diffère qu'à l'intensité près de la réaction qui suit le bain. (De l'influence des bains de mer sur la température du corps, in Mémoires de la Société des sciences médicales de Lyon, t. XVIII, 1878.)

Le raisonnement et l'expérience montrent qu'ici le bain tempéré est d'une application moins générale que les affusions, les enveloppements et même les bains froids.

En effet, rien ne prouve que le bain tempéré modère les combustions ; il ne peut abattre la fièvre qu'en activant le départ du calorique, c'est-à-dire en refroidissant immédiatement et directement le sang qui circule dans le réseau capillaire superficiel.

Tant que la circulation périphérique reste active son effet tempérant ne fait pas défaut. Mais on sait que la température centrale s'élève d'autant plus que les deux grandes surfaces de refroidissement, le poumon et la peau, fonctionnent de moins en moins ; avec une hyperthermie considérable coïncide généralement soit une peau glacée, comme on le voit chez les cholériques, pendant le premier stade de la fièvre intermittente, et généralement dans les formes algides des maladies fébriles, soit la congestion passive des téguments avec paralysie vaso-motrice ; dans tous ces cas où l'indication des antithermiques est si formelle, si pressante, le bain tempéré sera sans action. En dehors, des cas moyens, des cas bénins, où d'ailleurs l'on pourrait s'en passer, son indication se trouve surtout à la dernière période des pyrexies, alors que le mouvement fébrile traîne sans raison, sans complication viscérale et subsistant *per se*. Certes, le bain tempéré rend ici d'utiles services, mais évidemment ses avantages ne peuvent être mis en parallèle avec l'action héroïque des affusions, des enveloppements et même des bains froids dans les formes les plus graves des pyrexies.

L'on se demande alors comment il se fait que des médecins de grande expérience en soient venus, dans ces derniers temps, à renoncer aux pratiques hydrothérapiques pour s'en tenir à peu près exclusivement ici au bain tempéré.

Ces médecins auront sans doute été effrayés des accidents et mécomptes de toute sorte qui ont tout récemment illustré le traitement de la fièvre typhoïde selon la méthode de Brand....

Rien n'est plus aisé cependant que de montrer que cette méthode, basée sur une *erreur de fait* et *formulée contre toutes les règles de l'art*, ne pouvait aboutir qu'à des catastrophes.

Rappelons en quoi consiste la méthode, telle du moins qu'elle nous a été apportée d'Allemagne par le docteur Frantz Glénard.

Pour le médecin allemand, ce qui constitue la gravité de la maladie, c'est l'élévation de la température. Pour atténuer cette gravité et faire que la maladie s'arrête *toujours fatalement*, dans ses symptômes les plus graves, dans son processus intestinal et dans ses dégénérescences secondaires, il suffira d'abaisser cette température. Ce résultat sera obtenu en plçant le malade dans un bain à 20°. Ce bain sera répété toutes les trois heures tant que la température du malade dépassera 38°5. Sa durée sera de quinze minutes. Le malade y sera plongé jusqu'au cou ; pendant deux ou trois minutes, sa tête sera arrosée d'eau froide marquant 6° à 8° ; puis l'on massera les membres du patient pendant trois ou quatre minutes, et le malade sera laissé au repos ; deux minutes avant de sortir le malade du bain, on aura soin, ainsi qu'on l'a fait en commençant, de lui arroser la tête avec de l'eau la plus froide.

Ainsi aspergé et trempé, si le malade grelotte, on le laisse grelotter ; s'il crie, on le laisse crier ; puis sans l'essuyer, on le replace dans son lit avec la chemise seulement et le corps recouvert d'un drap ou d'une couverture légère les pieds enveloppés jusqu'à mi-jambe dans une couverture de laine. Pendant la durée du bain, le malade se gargarisera avec un peu d'eau fraîche et en boira quelques gorgées. Au sortir du bain, il boira un bouillon, un peu de café ou un potage. Dans l'intervalle de chaque bain, des compresses imbibées d'eau froide renouvellées de dix en dix minutes seront maintenues sur le front et le ventre du malad. De temps à autre, on lui fera boire un peu d'eau fraîche et ainsi jusqu'à un nouveau bain, qui sera pris trois heures après, si la température dépasse 38°5. Il sera alors replacé dans l'eau toutes les 3 h. avec les mêmes précautions ; aspersions du début et de la fin, friction et massage, gargarisme pendant la durée du bain, bouillon ou potage à la sortie, et cela pendant toute la durée de la maladie, tant que la température dépassera le chiffre de 38°,5. (1)

(1) [illegible]

Nous n'avons pas à rappeler les mécomptes qu'a donnés en France l'application de la méthode de Brand, les graves accidents qui lui sont imputables et la mortalité qu'elle entraîne.

Remarquons seulement que la théorie en est fausse. *La température du fébricitant ne baisse pas pendant la durée du bain froid*. Elle ne peut que s'élever alors, ce qui arrive quelquefois (2). C'est seulement après le bain qu'elle baisse et d'autant plus que l'appel du sang à la peau est plus énergique.

Brand, croyant que le bain froid abaisse directement la température du corps, ne craint pas d'y laisser grelotter ses malades pendant vingt minutes, malgré ce que cette pratique a de pénible et de violent. Ignorant l'effet tempérant de la réaction, il ne fait rien pour l'obtenir ; bien plus, il la redoute et institue un traitement pour l'éviter, replaçant le malade au lit avec « la chemise seulement et le corps recouvert d'un drap ou d'une couverture légère, maintenant sur le front et le ventre des compresses imbibées d'eau froide renouvelées de dix en dix minutes. »

Or si l'on se rappelle qu'après le bain froid la réaction ne devient franche et ne se complète qu'à la condition de continuer immédiatement, de développer sans interruption le mouvement d'expansion, véritable réaction qui survient dans le bain même, après la première impression du froid ; — qu'elle fait défaut, au contraire, ou s'opère imparfaitement lorsqu'on est sorti du bain trop tard, c'est-à-dire après que s'est épuisée la réaction sous l'eau et qu'à nouveau l'économie a été saisie par le froid et le frisson ; — si l'on remarque, en outre, que les sujets débiles et même pour le bain en baignoire, les plus vigoureux doivent sortir de l'eau au bout de quelques instants à peine d'être envahis par le froid et le frisson *de retour* et de s'exposer aux hasards d'une réaction manquée, on conviendra que la formule du médecin de Stettin réunit toutes les conditions qui empêchent le bain froid d'exercer son action antithermique et la

---

(1) Renseignements empruntés à M. Bouchet, de Lyon, « La fièvre typhoïde et les bains froids à Lyon pendant l'épidémie d'avril et mai, 1874 », in France médicale, juillet 1874.

(2) Voir [illegible]

font offensif et dangereux. Sans doute, nombre de fébricitants réagissent quand même, et très souvent, en dépit de *la méthode*, le bain amène à la suite un abaissement de la température centrale, mais parfois aussi la réaction faisant défaut, la température du malade s'élève après comme pendant le bain (1) ; il n'est pas étonnant dès lors que l'application répétée de celui-ci ait donné lieu à tant d'accidents.

Il ne serait pas malaisé de montrer que les complications graves, si justement imputables à la méthode de Brand sont sûrement prévenues et combattues par l'emploi rationnel du froid, même sous forme de bain, mais un tel exposé nous entraînerait trop loin de notre sujet.

Disons seulement, pour atténuer la responsabilité du médecin allemand et de ses imitateurs, qu'au moment où ils ont appliqué *la méthode*, les bases physiologiques du traitement hydriatique n'étaient pas établies. On croyait, d'après les assertions de Fleury (2) , qu'une immersion froide suffisamment prolongée peut abaisser de quatre degrés la température du corps ; que la réaction est un mouvement vital qui ramène plus ou moins rapidement la température animale à son chiffre primitif et même le fait dépasser... Avec ces dogmes, professés naguère encore par les coryphées de la spécialité hydrothérapique, la méthode de Brand n'avait rien d'irrationnel ; et si l'on remarque que, chez des malades claquant des dents qui auraient brisé le thermomètre introduit dans la bouche, il n'y a aucun moyen pratique de vérifier pendant le bain l'état réel de la température, on jugera que, dans l'application, les médecins sont encore excusables de n'avoir pas vu que l'objectif de leurs efforts, l'abaissement de la chaleur *pendant le bain* n'est généralement pas atteint.

---

(1) Si un abaissement de température pendant la durée du bain a été réellement constaté dans des circonstances tout exceptionnelles, ce ne peut être que par le fait d'une paresthésie thermique et suivant le mécanisme que nous avons indiqué au paragraphe V — Ce ne sont bien sûr que des malades de cette catégorie qui ont trouvé l'application de la méthode de Brand *agréable* !

(2) Fleury, Traité thérapeutique d'hydrothérapie, 3ᵉ édition, 1866, p. 139 et suivantes.

VIII

Applications à la pratique du bain tempéré.

Des faits exposés dans ce travail, nous déduirons, en terminant, quelques règles pour la conduite de la cure balnéaire tempérée.

Supposons qu'il s'agisse d'appliquer une série de bains de plus en plus longs et de plus en plus frais. On trouvera aisément par quelques tâtonnements la température convenable pour commencer ; le seul obstacle qui puisse faire écueil à la médication est le frisson. Nous avons vu qu'indépendamment de ses inconvénients et de ses dangers, le frisson survenant pendant le bain tempéré a pour effet d'augmenter considérablement la sensibilité aux impressions frigorifiques, et par conséquent de créer dans l'économie des dispositions moins favorables à la durée du bain. Lorsqu'au début de la cure un malade débile se laisse prendre par le frisson dans le bain, on peut être sûr que le lendemain, toutes conditions égales, le frisson reviendra quelques minutes plus tôt, que de même il avancera le troisième jour, et ainsi de suite, si bien que, par la réduction graduelle de la durée, le bain tempéré devient assez vite impossible. Or, dans ce bain tempéré, abstraction faite des cas où il ne convient pas et est contre-indiqué, nous savons que le frisson ne survient guère que dans les deux circonstances suivantes : lorsqu'on demeure trop longtemps dans l'eau et lorsqu'on tente de réchauffer le bain.

Il est dès lors facile d'éviter l'écueil ; il suffira de recommander au malade : 1° de ne jamais réchauffer son bain, sous aucun prétexte ; 2° de bien prendre garde de sortir de l'eau avant d'avoir eu un frisson, et aux premiers indices qui signalent la prochaine venue de celui-ci. Avec l'observation rigoureuse de ces deux conditions, sans parler des précautions à prendre après le bain pour assurer la réaction, à ces conditions, disons-nous, l'application de la cure balnéaire tempérée sera toujours possible. Certains sujets ne devront pas rester plus de deux minutes dans le premier bain, mais s'ils ont su sortir à temps, c'est-à-dire avant l'arrivée du frisson, ils pourront le lendemain y demeurer 4 à 5 minutes ; le troisième jour 8 ou 10, et bientôt tout le temps nécessaire. On n'éprouve d'ailleurs pas de difficulté à abaisser graduellement la température du bain à mesure que se poursuit la cure, l'expérience montre en effet, que la zone balnéaire tempérée de chaque malade s'abaisse par l'exercice du bain en même temps que s'émousse sa sensibilité aux impressions frigorifiques.

Quant aux sujets d'abord mal dirigés qui, après plusieurs essais dans de mauvaises conditions, en sont venus à ne plus supporter le bain tempéré et à frissonner dans l'eau à la plus légère impression de fraîcheur, il est le plus souvent impossible de leur appliquer immédiatement la cure, et comme de nouvelles tentatives infructueuses augmenteraient encore les difficultés, il vaut mieux suspendre de suite le traitement pour le reprendre plus tard, après huit ou dix jours par exemple, dans de meilleures conditions.

Provenant ainsi du malade, non de la température de l'eau, les difficultés inhérentes à l'application du bain tempéré ne sont guère atténuées par la faculté que l'on a dans la plupart des établissements de graduer à volonté le degré de chaleur du bain par le mélange d'eaux de températures très différentes. L'expérience montre au contraire que la nécessité de ce mélange d'eau chaude et d'eau froide a de sérieux inconvénients, tant par la facilité qu'elle laisse au malade, et dont celui-ci use et abuse, de réchauffer son bain que par la somme de soins et d'attention qu'elle réclame de la part de l'employé chargé de la préparation du bain. En pratique, il est plus facile d'habituer un malade à une température déterminée, toujours la même, que d'obtenir d'un garçon de bain qu'il fasse chaque jour une température adaptée aux besoins d'un même malade. Aussi n'est-ce guère que dans les établissements où l'eau minérale est employée à la température naturelle que la tradition a spécialisé la cure balnéaire tempérée. Ainsi à Saint-Sauveur où l'eau présente de 34° à 32°, au Salut de Bagnères-de-Bigorre, où l'on a de 33 à 31°, à Avène où l'on a 28°. Et si, dans ces stations thermales, avec des conditions de température toujours la même pour chaque baignoire, et variant à peine de quelques dixièmes de degré d'une baignoire à l'autre selon l'éloignement et le temps, il est parfois, mais tout exceptionnellement nécessaire, pour des malades affaiblis d'élever quelque peu la température des bains, — ce qu'à Saint-Sauveur on réalise par l'addition d'un ou plusieurs seaux d'eau chauffée, — la précaution n'est indispensable que pour les premiers jours de traitement, dans tous les cas, sauf contre-indication de la cure, le malade arrivant très vite à se faire à la température de l'eau.

Remarquons, en terminant, qu'abstraction faite de l'action médicamenteuse de l'eau minérale, le effets dus en propre au bain tempéré sont sensiblement les mêmes à toutes les stations où se pratique cette cure, malgré l'écart énorme, près de 10°, entre la température de l'eau employée. Ce résultat ne surprendra pas si l'on se rappelle tes faits exposés dans ce mémoire. N'avons-nous pas vu, à tout instant, que les phénomènes du bain tempéré, tant les sensations thermiques que la réfrigération du corps ne sont nullement en rapport avec la température du bain, et même n'avons-nous pas constaté qu'en certaines circonstances toutes conditions égales, cette réfrigération du corps est plus marquée avec de l'eau chaude qu'avec de l'eau moins chaude?

(Extrait des *Annales de la Société d'hydrologie médicale de Paris* t. XXVIII.)

www.ingramcontent.com/pod-product-compliance
Lightning Source LLC
LaVergne TN
LVHW010510060726
842527LV00005B/1996